W9-AHF-948

365

DAYS OF FIRSTS

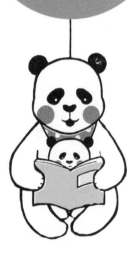

365 DAYS OF FIRSTS

A Daily Record of Baby's First Year

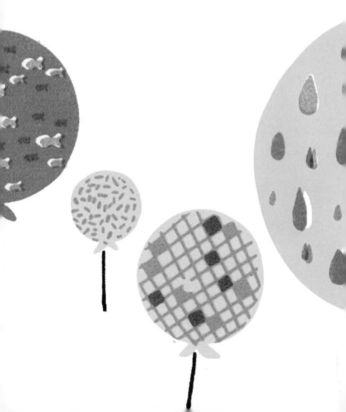

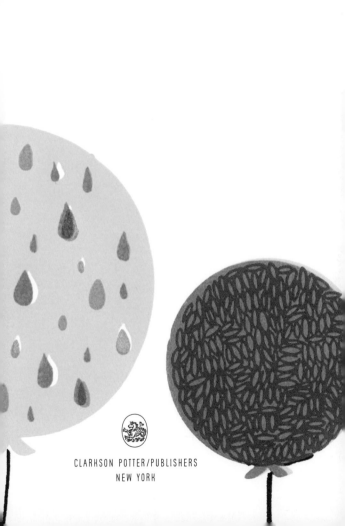

CLARKSON POTTER/PUBLISHERS
NEW YORK

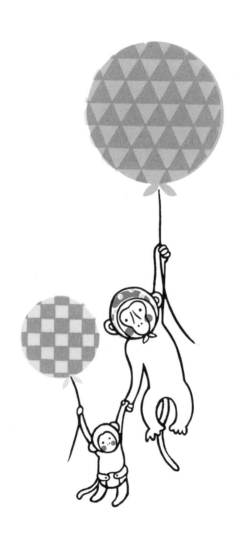

FOR ALL ITS JOYS, BABYHOOD IS HARD WORK—

for the babies and the parents. When you're fretting over feedings and development and basic care, it can be difficult to take a moment to reflect on the simple joys you and your little one experience together every day: the little discoveries, the first smile, the first coo. This journal provides a brief space to write a few lines about your new baby's every day for a year. You can start at birth or at a later date, simply fill in the date and write about your baby's day. It can be a personal thought or a record of a surprising event or challenging moment—whatever you feel is worth noting. As the days go by, the journal will become a scrapbook of both parent and baby during a time when every single day is full of growth, discovery, and love.

ALL ABOUT BABY...

_____
date of birth

_____
eye color

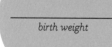

_____
birth location

_____
birth weight

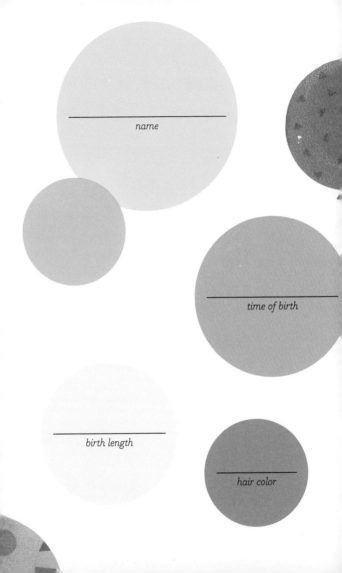

_____
name

_____
time of birth

_____
birth length

_____
hair color

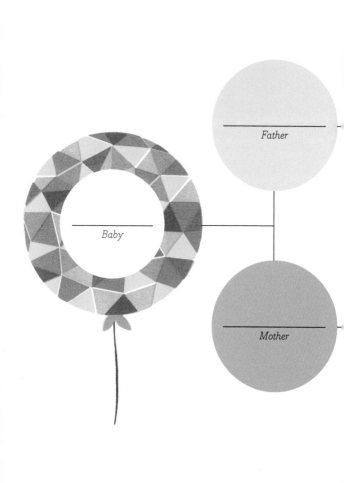

Baby

Father

Mother

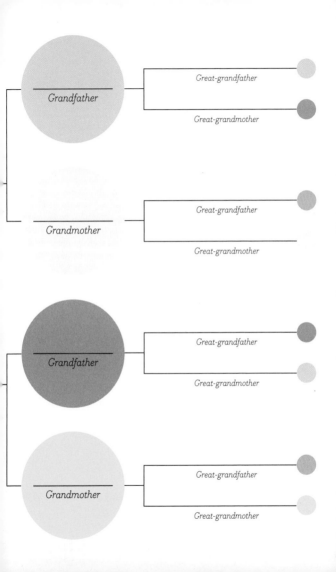

Grandfather

Great-grandfather

Great-grandmother

Grandmother

Great-grandfather

Great-grandmother

Grandfather

Great-grandfather

Great-grandmother

Grandmother

Great-grandfather

Great-grandmother

The days are long, but the years are short.

—AMERICAN PROVERB
ABOUT CHILD-REARING

DATE

___/___/___

_____ 1

_____

_____

_____

_____

_____

_____

DATE

___/___/___

_____ 2

_____

_____

_____

_____

_____

_____

DATE

/   /

3 _____

_____

_____

_____

_____

_____

_____

DATE

/   /

4 _____

_____

_____

_____

_____

_____

_____

_____

5

_____

_____

_____

_____

_____

_____

_____

6

_____

_____

_____

_____

_____

_____

_____

DATE

/　　/

7 _____

_____

_____

_____

_____

_____

_____

DATE

/　　/

8 _____

_____

_____

_____

_____

_____

_____

DATE

/   /

_____ 9

_____

_____

_____

_____

_____

_____

DATE

/   /

_____ 10

_____

_____

_____

_____

_____

_____

DATE

/   /

11 _____

_____

_____

_____

_____

_____

_____

DATE

/   /

12 _____

_____

_____

_____

_____

_____

_____

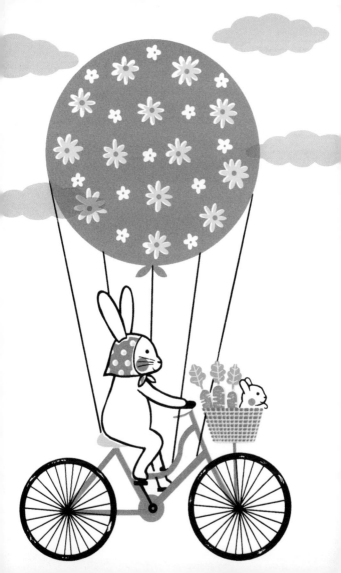

DATE

/   /

13 _____

_____

_____

_____

_____

_____

_____

DATE

/   /

14 _____

_____

_____

_____

_____

_____

_____

15

16

17 _____

_____

_____

_____

_____

_____

_____

18 _____

_____

_____

_____

_____

_____

_____

DATE

_____ / _____ / _____

_____ 19

_____

_____

_____

_____

_____

_____

DATE

_____ / _____ / _____

_____ 20

_____

_____

_____

_____

_____

_____

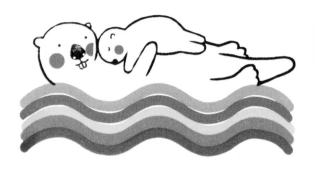

DATE

_____ / _____ / _____

21 _____

_____

_____

_____

_____

_____

_____

22

23

24 _____

_____

_____

_____

_____

_____

_____

25 _____

_____

_____

_____

_____

_____

_____

/   /

26

/   /

27

/   /

28 _____

_____

_____

_____

_____

_____

_____

/   /

29 _____

_____

_____

_____

_____

_____

_____

DATE

/ /

_____ 30

_____

_____

_____

_____

_____

_____

*A father's goodness is
higher than the mountain,
a mother's goodness
deeper than the sea.*

—JAPANESE PROVERB

/ /

31 _____

_____

_____

_____

_____

_____

_____

/ /

32 _____

_____

_____

_____

_____

_____

_____

DATE

/　　/

_____ 33

_____

_____

_____

_____

_____

_____

DATE

/　　/

_____ 34

_____

_____

_____

_____

_____

_____

35 _____

_____

_____

_____

_____

_____

_____

36 _____

_____

_____

_____

_____

_____

_____

DATE

/ /

_____ 37

_____

_____

_____

_____

_____

_____

DATE

/ /

_____ 38

_____

_____

_____

_____

_____

_____

*Mother is
the name for
God in the lips
and hearts
of little children.*

—WILLIAM MAKEPEACE THACKERAY

DATE

/   /

<u>   </u> 39

40

DATE

/ /

41 _____

_____

_____

_____

_____

_____

_____

DATE

/ /

42 _____

_____

_____

_____

_____

_____

_____

43

44

45 _____

_____

_____

_____

_____

_____

_____

_____

46 _____

_____

_____

_____

_____

_____

_____

_____

_____ 47

_____

_____

_____

_____

_____

_____

_____ 48

_____

_____

_____

_____

_____

_____

49 _____

_____

_____

_____

_____

_____

_____

50 _____

_____

_____

_____

_____

_____

_____

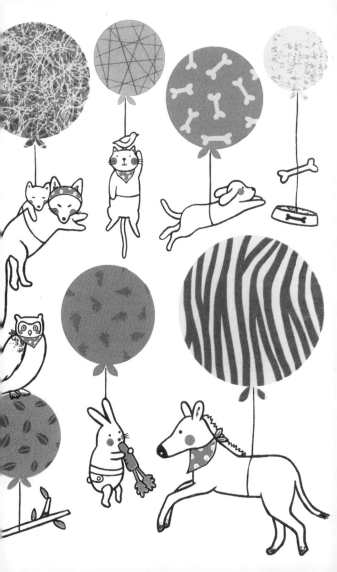

51 _____

_____

_____

_____

_____

_____

_____

52 _____

_____

_____

_____

_____

_____

_____

53

54

/   /

55 _____

_____

_____

_____

_____

_____

_____

/   /

56 _____

_____

_____

_____

_____

_____

_____

DATE

___/___/___

_____ 57

_____

_____

_____

_____

_____

_____

DATE

___/___/___

_____ 58

_____

_____

_____

_____

_____

_____

59 _____

_____

_____

_____

_____

_____

_____

*Every beetle is a gazelle
in the eyes of its mother.*

—ARAB PROVERB

DATE

/ /

_____ 60

_____

_____

_____

_____

_____

_____

DATE

/ /

_____ 61

_____

_____

_____

_____

_____

_____

62 _____

_____

_____

_____

_____

_____

_____

63 _____

_____

_____

_____

_____

_____

_____

DATE

/   /

_____ 64

_____

_____

_____

_____

_____

_____

DATE

/   /

_____ 65

_____

_____

_____

_____

_____

_____

Sleep and rest, sleep and rest,
Father will come to thee soon;

Rest, rest, on mother's breast,
Father will come to thee soon;

Father will come to his
babe in the nest,

Silver sails all out of the west,
Under the silver moon;

Sleep, my little one, sleep,
my pretty one, sleep.

—ALFRED LORD TENNYSON

DATE

/ /

_____ 66

_____
_____
_____
_____
_____
_____

DATE

/ /

_____ 67

_____
_____
_____
_____
_____
_____

68 _____

_____

_____

_____

_____

_____

_____

69 _____

_____

_____

_____

_____

_____

_____

DATE

/   /

_____ 70

_____

_____

_____

_____

_____

_____

DATE

/   /

_____ 71

_____

_____

_____

_____

_____

_____

72 _____

_____

_____

_____

_____

_____

_____

73 _____

_____

_____

_____

_____

_____

_____

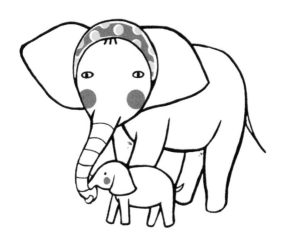

DATE

/ /

74

DATE

/   /

75 _____

_____

_____

_____

_____

_____

_____

DATE

/   /

76 _____

_____

_____

_____

_____

_____

_____

DATE

/ /

_____ 77

_____

_____

_____

_____

_____

_____

DATE

/ /

_____ 78

_____

_____

_____

_____

_____

_____

79 _____

_____

_____

_____

_____

_____

_____

80 _____

_____

_____

_____

_____

_____

_____

DATE

/ /

_____ 81

DATE

/ /

_____ 82

*Do you ask
what the birds say?
The Sparrow,
the Dove, the Linnet
and Thrush say,
'I love and I love!'*

—SAMUEL TAYLOR COLERIDGE

DATE

_____ / _____ / _____

_____ 83

_____

_____

_____

_____

_____

_____

DATE

_____ / _____ / _____

_____ 84

_____

_____

_____

_____

_____

_____

DATE

/ /

85 _____

_____

_____

_____

_____

_____

_____

DATE

/ /

86 _____

_____

_____

_____

_____

_____

_____

_____ 87

_____

_____

_____

_____

_____

_____

_____ 88

_____

_____

_____

_____

_____

_____

/ /

89 _____

_____

_____

_____

_____

_____

_____

/ /

90 _____

_____

_____

_____

_____

_____

_____

DATE

/   /

_____ 91

_____

_____

_____

_____

_____

_____

DATE

/   /

_____ 92

_____

_____

_____

_____

_____

_____

93 _____

_____

_____

_____

_____

_____

_____

94 _____

_____

_____

_____

_____

_____

_____

_____ 95

_____

_____

_____

_____

_____

_____

*Life is made up
of sobs, sniffles, and
smiles, with sniffles
predominating.*

—O. HENRY

96 _____

_____

_____

_____

_____

_____

_____

97 _____

_____

_____

_____

_____

_____

_____

DATE

/   /

_____ 98

DATE

/   /

_____ 99

100 _____

_____

_____

_____

_____

_____

_____

101 _____

_____

_____

_____

_____

_____

_____

DATE

/ /

_____ 102

_____

_____

_____

_____

_____

DATE

/ /

_____ 103

_____

_____

_____

_____

_____

_____

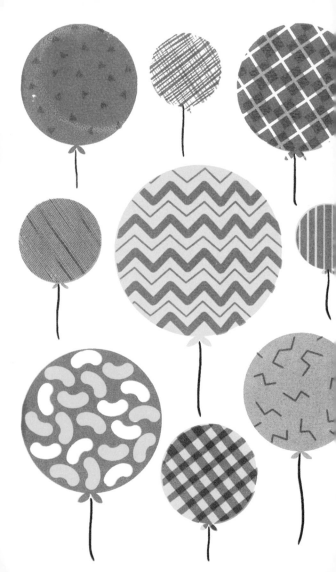

106 _____

_____

_____

_____

_____

_____

_____

107 _____

_____

_____

_____

_____

_____

_____

DATE

/   /

_____ 108

_____

_____

_____

_____

_____

_____

DATE

/   /

_____ 109

_____

_____

_____

_____

_____

_____

/   /

110 _____

_____

_____

_____

_____

_____

_____

/   /

111 _____

_____

_____

_____

_____

_____

_____

DATE / /

_____ 112

_____

_____

_____

_____

_____

_____

DATE / /

_____ 113

_____

_____

_____

_____

_____

_____

114

115

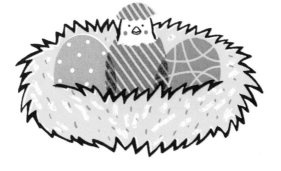

DATE

/ /

116

117 _____

_____

_____

_____

_____

_____

_____

118 _____

_____

_____

_____

_____

_____

_____

119

120

121 _____

_____

_____

_____

_____

_____

_____

122 _____

_____

_____

_____

_____

_____

_____

/   /

123

/   /

124

*We never know
how high we are
Till we are
called to rise;
And then, if we
are true to plan,
Our statures
touch the skies.*

—EMILY DICHINSON

DATE   /   /

_____ 125

DATE   /   /

_____ 126

127 _____

_____

_____

_____

_____

_____

_____

128 _____

_____

_____

_____

_____

_____

_____

DATE

/ /

_____ 129

DATE

/ /

_____ 130

131 _____

_____

_____

_____

_____

_____

_____

132 _____

_____

_____

_____

_____

_____

_____

133

134

135 _____

_____

_____

_____

_____

_____

_____

*A mother's arms
are made of tenderness
and children sleep
soundly in them.*

—VICTOR HUGO

DATE

/ /

_____ 136

DATE

/ /

_____ 137

138 _____

_____

_____

_____

_____

_____

_____

139 _____

_____

_____

_____

_____

_____

_____

DATE

/ /

142

DATE

/ /

143

144

145

146 _____

_____

_____

_____

_____

_____

_____

147 _____

_____

_____

_____

_____

_____

_____

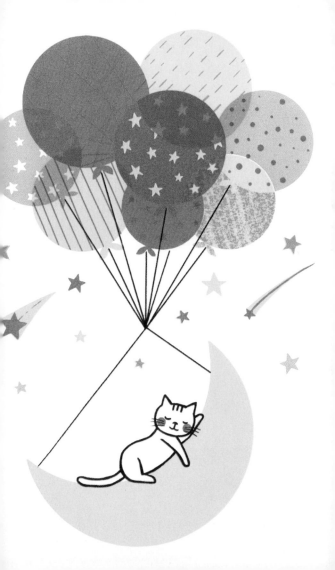

148 _____

_____

_____

_____

_____

_____

_____

149 _____

_____

_____

_____

_____

_____

_____

/ /

150

/ /

151

152 _____

_____

_____

_____

_____

_____

_____

153 _____

_____

_____

_____

_____

_____

_____

/ /

154

/ /

155

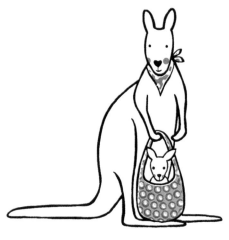

DATE

/   /

156 _____
_____
_____
_____
_____
_____
_____

DATE

/ /

_____ 157

_____

_____

_____

_____

_____

_____

DATE

/ /

_____ 158

_____

_____

_____

_____

_____

_____

159 _____

_____

_____

_____

_____

_____

_____

160 _____

_____

_____

_____

_____

_____

_____

DATE

/ /

_____ 161

DATE

/ /

_____ 162

163 _____

_____

_____

_____

_____

_____

164 _____

_____

_____

_____

_____

_____

165

166

167 _____

_____

_____

_____

_____

_____

_____

168 _____

_____

_____

_____

_____

_____

_____

*Let parents
bequeath to
their children
not riches,
but the spirit
of reverence.*

—PLATO

DATE

/ /

169 _____

_____

_____

_____

_____

_____

_____

DATE

/ /

170 _____

_____

_____

_____

_____

_____

_____

DATE

/ /

_____ 171

_____

_____

_____

_____

_____

DATE

/ /

_____ 172

_____

_____

_____

_____

_____

_____

173 _____

_____

_____

_____

_____

_____

174 _____

_____

_____

_____

_____

_____

175

176

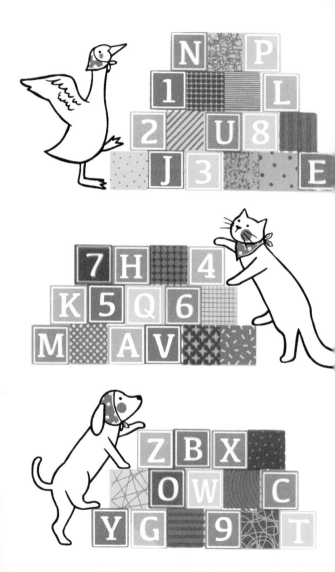

177

178

179 _____

_____

_____

_____

_____

_____

_____

180 _____

_____

_____

_____

_____

_____

_____

181

182

/ /

183

/ /

184

185
_____

_____

_____

_____

_____

_____

186
_____

_____

_____

_____

_____

_____

187 _____

_____

_____

_____

_____

_____

_____

188 _____

_____

_____

_____

_____

_____

_____

_____ 189

_____

_____

_____

_____

_____

_____

*Love heeds no
restraints and keeps
no rules of reason
in his goings-on.*

—MIGUEL DE CERVANTES

190 _____

_____

_____

_____

_____

_____

_____

191 _____

_____

_____

_____

_____

_____

_____

192

193

194 _____

_____

_____

_____

_____

_____

_____

195 _____

_____

_____

_____

_____

_____

_____

DATE

/   /

_____ 196

DATE

/   /

_____ 197

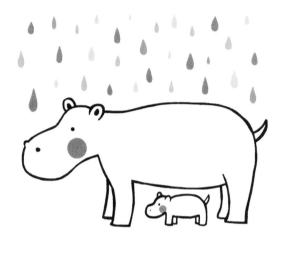

DATE

_____ / _____ / _____

198 _____

_____

_____

_____

_____

_____

_____

DATE

/ /

_____ 199

_____

_____

_____

_____

_____

_____

DATE

/ /

_____ 200

_____

_____

_____

_____

_____

_____

DATE

/ /

201 _____

_____

_____

_____

_____

_____

_____

DATE

/ /

202 _____

_____

_____

_____

_____

_____

_____

66

Warm summer sun,
shine kindly here,
Warm southern wind,
blow softly here.

Green sod above,
lie light, lie light.

Good night, dear heart,
good night, good night.

—MARK TWAIN

99

203 _____

_____

_____

_____

_____

_____

_____

204 _____

_____

_____

_____

_____

_____

_____

DATE

/ /

_____ 205

_____

_____

_____

_____

_____

_____

DATE

/ /

_____ 206

_____

_____

_____

_____

_____

_____

DATE

/ /

207 _____

_____

_____

_____

_____

_____

_____

DATE

/ /

208 _____

_____

_____

_____

_____

_____

_____

"

*Happy hearts
and happy faces,*

*Happy play in
grassy places—*

*That was how,
in ancient ages,*

*Children grew to
kings and sages.*

—ROBERT LOUIS STEVENSON

"

_____ 211

_____

_____

_____

_____

_____

_____

_____ 212

_____

_____

_____

_____

_____

_____

213 _____

_____

_____

_____

_____

_____

214 _____

_____

_____

_____

_____

_____

DATE

/   /

_____ 215

_____

_____

_____

_____

_____

_____

_____

DATE

/   /

_____ 216

_____

_____

_____

_____

_____

_____

_____

217 _____

_____

_____

_____

_____

_____

_____

218 _____

_____

_____

_____

_____

_____

_____

221 _____

_____

_____

_____

_____

_____

_____

*Rejoice in thy youth,"
said the sunbeam;
"rejoice in thy fresh growth,
and the young life
that is in thee.*

—HANS CHRISTIAN ANDERSEN

222

223

224 _____

_____

_____

_____

_____

_____

_____

225 _____

_____

_____

_____

_____

_____

_____

DATE

/   /

226

DATE

/   /

227

228 _____

_____

_____

_____

_____

_____

_____

229 _____

_____

_____

_____

_____

_____

_____

230

231

232 _____

_____

_____

_____

_____

_____

_____

233 _____

_____

_____

_____

_____

_____

_____

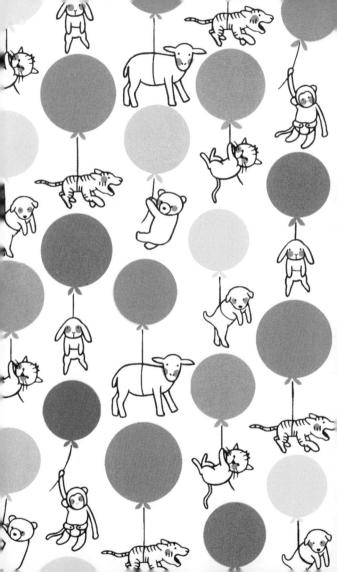

234 _____

_____

_____

_____

_____

_____

235 _____

_____

_____

_____

_____

_____

_____

_____ 236

_____ 237

DATE / /

238 _____

_____

_____

_____

_____

_____

_____

DATE / /

239 _____

_____

_____

_____

_____

_____

_____

/   /

_____ 240

/   /

_____ 241

What lies behind us and what lies before us are tiny matters compared to what lies within us.

—RALPH WALDO EMERSON

DATE

/ /

_____ 242

_____

_____

_____

_____

_____

_____

DATE

/ /

_____ 243

_____

_____

_____

_____

_____

_____

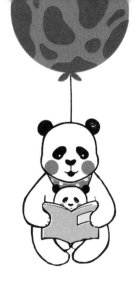

DATE

_____ / _____ / _____

244 _____

_____

_____

_____

_____

_____

_____

245

246

247 _____

_____

_____

_____

_____

_____

_____

248 _____

_____

_____

_____

_____

_____

_____

249

250

251 _____

_____

_____

_____

_____

_____

_____

252 _____

_____

_____

_____

_____

_____

_____

253

254

255 _____

_____
_____
_____
_____
_____
_____

256 _____

_____
_____
_____
_____
_____
_____

Thou art thy
mother's glass,
and she in thee
Calls back the
lovely April of
her prime.

—WILLIAM SHAKESPEARE

257 _____

_____

_____

_____

_____

_____

_____

258 _____

_____

_____

_____

_____

_____

_____

259

260

DATE

/ /

261 _____

_____

_____

_____

_____

_____

_____

DATE

/ /

262 _____

_____

_____

_____

_____

_____

_____

/ /

_____ 263

_____

_____

_____

_____

_____

_____

_____

/ /

_____ 264

_____

_____

_____

_____

_____

_____

_____

265 _____

_____

_____

_____

_____

_____

_____

266 _____

_____

_____

_____

_____

_____

_____

_____ 267

_____

_____

_____

_____

_____

_____

_____ 268

_____

_____

_____

_____

_____

_____

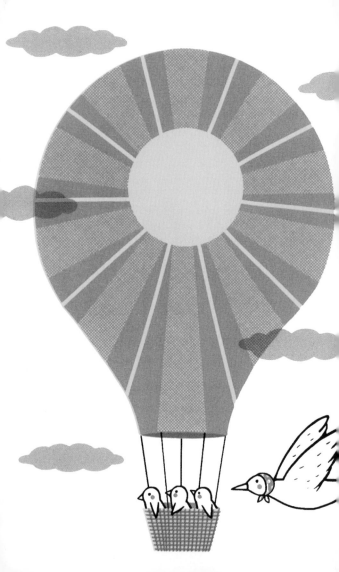

_____ 269

_____

_____

_____

_____

_____

_____

_____ 270

_____

_____

_____

_____

_____

_____

271 _____

_____

_____

_____

_____

_____

_____

272 _____

_____

_____

_____

_____

_____

_____

DATE

/ /

_____ 273

_____

_____

_____

_____

_____

_____

DATE

/ /

_____ 274

_____

_____

_____

_____

_____

_____

275 _____

_____

_____

_____

_____

_____

_____

*There is only
one pretty child
in the world, and
every mother has it.*

—CHINESE PROVERB

DATE

/ /

_____ 276

_____

_____

_____

_____

_____

_____

DATE

/ /

_____ 277

_____

_____

_____

_____

_____

_____

278 _____

_____

_____

_____

_____

_____

_____

279 _____

_____

_____

_____

_____

_____

_____

DATE

/ /

_____ 280

DATE

/ /

_____ 281

282 _____

_____

_____

_____

_____

_____

_____

283 _____

_____

_____

_____

_____

_____

_____

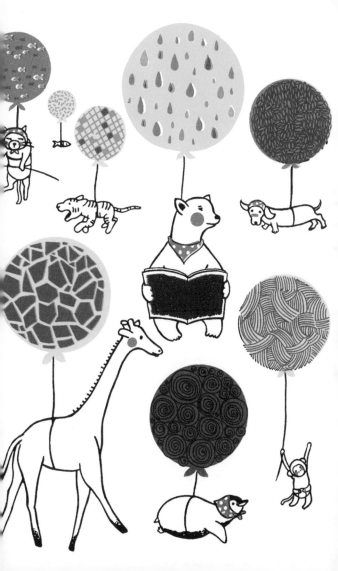

DATE

/   /

284 _____

_____

_____

_____

_____

_____

_____

DATE

/   /

285 _____

_____

_____

_____

_____

_____

_____

_____

DATE

/ /

_____ 286

_____

_____

_____

_____

_____

_____

DATE

/ /

_____ 287

_____

_____

_____

_____

_____

_____

*Pride is one of
the seven deadly
sins; but it cannot
be the pride of
a mother in her
children, for that is
a compound of two
cardinal virtues —
faith and hope.*

—CHARLES DICKENS

_____ 288
_____
_____
_____
_____
_____
_____

_____ 289
_____
_____
_____
_____
_____
_____

290 _____

_____

_____

_____

_____

_____

_____

291 _____

_____

_____

_____

_____

_____

_____

292

293

294 _____

_____

_____

_____

_____

_____

_____

295 _____

_____

_____

_____

_____

_____

_____

DATE

___ / ___ / ___

_____ 296

_____

_____

_____

_____

_____

_____

DATE

___ / ___ / ___

_____ 297

_____

_____

_____

_____

_____

_____

_____

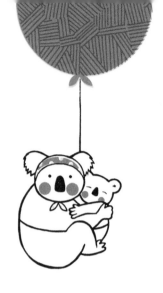

DATE

/ /

298

DATE

/ /

_____ 299

_____

_____

_____

_____

_____

_____

DATE

/ /

_____ 300

_____

_____

_____

_____

_____

_____

301 _____

_____

_____

_____

_____

_____

_____

302 _____

_____

_____

_____

_____

_____

_____

_____ 303

_____

_____

_____

_____

_____

_____

_____ 304

_____

_____

_____

_____

_____

_____

305 _____

_____

_____

_____

_____

_____

_____

306 _____

_____

_____

_____

_____

_____

_____

307

308

DATE

_____ / _____ / _____

309 _____

_____

_____

_____

_____

_____

_____

DATE

_____ / _____ / _____

310 _____

_____

_____

_____

_____

_____

_____

_____ 311
_____
_____
_____
_____
_____
_____

A baby is God's opinion that the world should go on.

—CARL SANDBURG

312 _____

_____

_____

_____

_____

_____

_____

313 _____

_____

_____

_____

_____

_____

_____

/   /

314

/   /

315

316 _____

_____

_____

_____

_____

_____

_____

317 _____

_____

_____

_____

_____

_____

_____

318

319

320 _____

_____

_____

_____

_____

_____

_____

321 _____

_____

_____

_____

_____

_____

_____

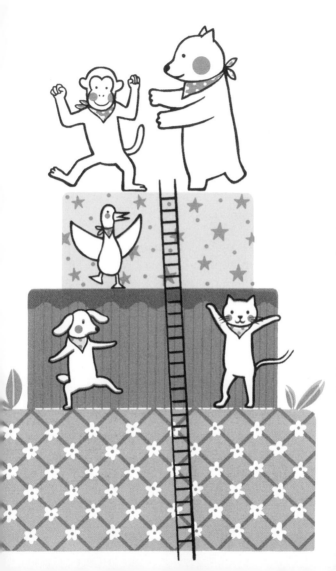

322 _____

_____

_____

_____

_____

_____

_____

323 _____

_____

_____

_____

_____

_____

_____

DATE

/ /

_____ 324

DATE

/ /

_____ 325

DATE

/ /

326 _____

_____

_____

_____

_____

_____

_____

DATE

/ /

327 _____

_____

_____

_____

_____

_____

_____

328

329

If it is true that there are as many minds as there are heads, then there are as many kinds of love as there are hearts.

—LEO TOLSTOY

DATE

/ /

_____ 330

_____

_____

_____

_____

_____

_____

DATE

/ /

_____ 331

_____

_____

_____

_____

_____

_____

332 _____

_____

_____

_____

_____

_____

_____

333 _____

_____

_____

_____

_____

_____

_____

/ /

_____ 334

/ /

_____ 335

336 _____

_____

_____

_____

_____

_____

_____

337 _____

_____

_____

_____

_____

_____

_____

338

339

340 _____

_____

_____

_____

_____

_____

_____

341 _____

_____

_____

_____

_____

_____

_____

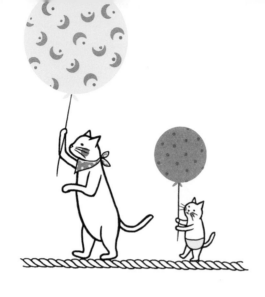

DATE

_____ / _____ / _____

_____ 342

_____

_____

_____

_____

_____

_____

343 _____

_____

_____

_____

_____

_____

_____

344 _____

_____

_____

_____

_____

_____

_____

_____ 345

_____

_____

_____

_____

_____

_____

_____ 346

_____

_____

_____

_____

_____

_____

347 _____

_____

_____

_____

_____

_____

_____

The soul is healed by being with children.

—FYODOR DOSTOYEVSKY

DATE

/ /

348

DATE

/ /

349

350 _____

_____

_____

_____

_____

_____

_____

351 _____

_____

_____

_____

_____

_____

_____

DATE

/ /

352

DATE

/ /

353

/ /

354 _____

_____

_____

_____

_____

_____

_____

/ /

355 _____

_____

_____

_____

_____

_____

_____

_____ 356

_____

_____

_____

_____

_____

_____

_____ 357

_____

_____

_____

_____

_____

_____

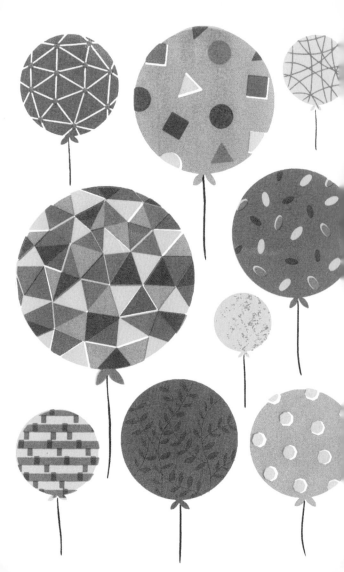

DATE

/ /

_____ 358

_____
_____
_____
_____
_____
_____

DATE

/ /

_____ 359

_____
_____
_____
_____
_____
_____

DATE

/ /

360 _____

_____

_____

_____

_____

_____

_____

DATE

/ /

361 _____

_____

_____

_____

_____

_____

_____

DATE

/   /

_____ 362

_____

_____

_____

_____

_____

_____

DATE

/   /

_____ 363

_____

_____

_____

_____

_____

_____

/   /

364 _____

_____

_____

_____

_____

_____

_____

/   /

365 _____

_____

_____

_____

_____

_____

_____

*Always try
to keep a
patch of sky
above
your life.*

—MARCEL PROUST

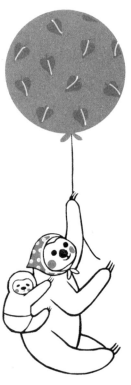

ISBN 978-0-451-49684-3

Printed in China

Book design by Danielle Deschenes
Illustrations by Boyoun Kim

10 9 8 7 6 5 4 3 2 1

First Edition